ÉCOLE SPÉCIALE DE PHARMACIE DE PARIS.

UNIVERSITÉ DE FRANCE.

ACADÉMIE DE PARIS.

ÉTUDE CHIMIQUE DU SANG DE L'HOMME.

THÈSE

SOUTENUE A L'ÉCOLE DE PHARMACIE,

LE 30 AOUT 1845,

PAR B.-A. GUILLAUMONT,

DE ROQUEMAURE, DÉPARTEMENT DU GARD,

Pharmacien de l'École spéciale de Paris,
Membre de la Société d'émulation pour les Sciences pharmaceutiques, du Cercle pharmaceutique de Montpellier, Interne des Hôpitaux civils de Paris.

PARIS.

IMPRIMERIE DE FAIN ET THUNOT,

RUE RACINE, 28, PRÈS DE L'ODÉON.

1845

ÉCOLE SPÉCIALE DE PHARMACIE DE PARIS.

UNIVERSITÉ
DE FRANCE.

ACADÉMIE
DE PARIS.

ÉTUDE CHIMIQUE

DU

SANG DE L'HOMME.

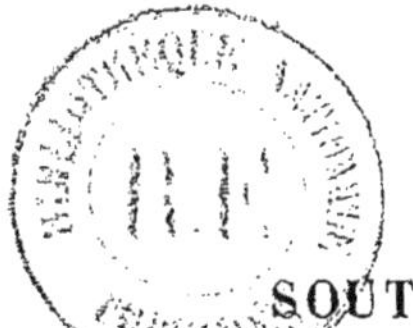

THÈSE

SOUTENUE A L'ÉCOLE DE PHARMACIE,

LE 30 AOUT 1845,

PAR B.-A. GUILLAUMONT,

DE ROQUEMAURE, DÉPARTEMENT DU GARD,

Pharmacien de l'École spéciale de Paris,
Membre de la Société d'émulation pour les Sciences pharmaceutiques, du Cercle pharmaceutique de Montpellier, Interne des Hôpitaux civils de Paris.

PARIS.

IMPRIMERIE DE FAIN ET THUNOT,

RUE RACINE, 28, PRÈS DE L'ODÉON.

1845.

PROFESSEURS A LA FACULTÉ DE MÉDECINE.

MM. DUMÉRIL.
RICHARD.

ÉCOLE SPÉCIALE DE PHARMACIE.

ADMINISTRATEURS.

MM. BUSSY, Directeur.
GUIBOURT, Secrétaire, Agent comptable.
CAVENTOU, Professeur titulaire.

PROFESSEURS.

MM.	BUSSY. . . . . GAULTIER DE CLAUBRY.	Chimie.
	LECANU. . . . . CHEVALLIER.	Pharmacie.
	GUIBOURT. . . . . GUILBERT.	Histoire naturelle.
	GUIART.	Botanique.
	CAVENTOU.	Toxicologie.
	SOUBEIRAN.	Physique.

AGRÉGÉS.

MM. BOUDET.
CHATIN.
GOBLEY.
BUIGNET.
HENRY.

NOTA. *L'École ne prend sous sa responsabilité aucune des opinions émises par les candidats.*

A LA MÉMOIRE DE MA GRAND'MÈRE.

A MON GRAND'PÈRE,

TÉMOIGNAGE DE MA RECONNAISSANCE.

B.-A. GUILLAUMONT.

A MON PÈRE ET A MA MÈRE.

AMOUR FILIAL.

B.-A. GUILLAUMONT.

ÉTUDE CHIMIQUE

DU

SANG DE L'HOMME.

Le sang a été dans tous les temps le sujet de nombreuses recherches. Il était naturel d'apporter la plus sérieuse attention à l'examen de ce liquide qui, dans l'économie, préside à l'accomplissement de toutes les fonctions vitales. Mais si l'on examine les premiers travaux qui aient été publiés sur ce sujet, on les trouve tous empreints d'une telle obscurité, qu'il faudrait pour les comprendre se reporter à l'époque qui les a vus naître.

Les limites dans lesquelles je me vois forcé de contenir le travail que je vais entreprendre, m'imposent la nécessité de le dégager de tout ce qui ne lui est pas inhérent et absolument essentiel. Aussi je ne chercherai pas à rappeler les idées successives que l'on a émises sur la nature du sang depuis l'origine des sciences. Il n'y a jamais d'ailleurs aucun bénéfice appréciable à invoquer ainsi l'autorité des anciens observateurs, sur tout ce qui touche aux sujets que l'expérience physique ou chimique est seule susceptible d'élucider. Toutes ces recherches ou conjectures établies à une époque où les fondements réels des sciences étaient encore ignorés, où les expériences ne s'effectuaient qu'avec des instruments imparfaits et en dehors de toute vue scientifique certaine, demeurent nécessairement aujourd'hui à peu près non avenues. Aussi passerai-je sous silence tous les travaux entrepris sur le sang avant Lemery.

Lemery démontra le premier la présence du fer dans le sang.

Hoffman étudia chimiquement les éléments du liquide sanguin : ses expériences furent reprises et complétées par Langrisch, Cheyne, Swencke; Boerhave et surtout Gaubius.

Rouelle le jeune fit connaître la plupart des sels qui sont contenus dans le sang; quelques-unes de leurs propriétés furent déterminées par G. Hewsson. Un des successeurs de Rouelle, Bucquet, étudia spécialement les caractères chimiques du caillot et de la partie fibreuse. Dehaen fit voir que sa coagulation, son sérum, sa couenne variaient suivant les circonstances de son extraction par la saignée. Bientôt Cygna découvrit la cause de sa rutilation à l'air, qui fut plus tard confirmée par les expériences de Lavoisier, Menziez et Godwin.

Crawford vint ensuite qui détermina la différence de chaleur spécifique du sang artériel et du sang veineux. Deyeux et Parmentier examinèrent avec soin les différents matériaux du sang et quelques-unes de ses altérations morbifiques. A partir de cette époque, les travaux entrepris sur le sang suivent une marche progressive en rapport avec celle de la chimie analytique. Les globules du sang, primitivement découverts par Lewenoeck, furent successivement observés par Hartsœker, Hewsson et Wollaston.

Young et Krater donnèrent une méthode applicable à la mesure des globules sanguins. Home crut remarquer que les globules étaient composés d'une molécule de fibrine incolore entourée d'une pellicule de matière colorante rouge, et que quelque temps après qu'on a tiré le sang du corps, cette matière colorante cesse d'envelopper de toutes parts la fibrine; alors les globules s'attirant par les points laissés à découvert, s'attachent les uns aux autres et se prennent en une masse cohérente. Ces vues furent adoptées par MM. Dumas et Prévost, qui nous ont en même temps appris à connaître les différences que les globules présentent chez divers animaux; ils proposèrent à la même époque une méthode exacte pour l'analyse du sang.

La composition élémentaire de la fibrine a été examinée par MM. Gay-Lussac, Thénard et Léopold Gmelin Berzelius, et plus tard M. Chevreul indiquèrent dans la fibrine une petite quantité de graisse.

La matière colorante du sang primitivement étudiée par Engelhart, le fut ensuite par Michaëlis, Gmelin, Tiedmann, et enfin, par M. Lecanu qui, l'ayant considérée d'abord comme une combinaison de globuline et d'albumine, démontra quelque temps après que c'était une matière particulière qu'il obtint à l'état de pureté, et à laquelle il donna le nom d'hématosine.

Le fer, depuis longtemps découvert dans le sang par Lemery, fut tour à tour étudié par Menghini, qui essaya de le retirer du sang calciné avec le secours de l'aimant; par Deyeux et Parmentier, qui supposaient que le sang au moyen de l'alcali qui s'y trouve en liberté tient de l'oxyde de fer en dissolution. Fourcroy alla plus loin encore, et soutint que la couleur du sang dépend du sous-phosphate de fer, qu'il considérait comme étant soluble dans l'albumine; mais Berzelius prouva que ces idées étaient tout à fait dénuées de fondement.

Brandt publia un long mémoire qui tendait à prouver que la matière colorante du sang ne contient pas essentiellement du fer. Engelhart assurait au contraire d'après ses expériences que la présence du fer dans la matière colorante contribue d'une manière essentielle à sa couleur.

Depuis cette époque, les recherches d'Henri Rose à ce sujet ont démontré que la solution de ce problème est loin d'être aussi prochaine qu'on pourrait le supposer.

L'albumine du sang a été principalement étudiée par MM. Dumas et Prévost, Thénard, Caventou, Prout et Michaëlis.

Parmi les découvertes récentes qui ont été faites sur le sang, il en est que nous devons signaler ici d'une manière toute spéciale.

M. Lecanu a enrichi l'histoire du sang de travaux importants, dans lesquels la plupart des questions qui se rattachent à ce sujet ont été très-heureusement résolues. C'est lui qui a constaté le premier l'augmentation de la quantité de fibrine dans les maladies inflammatoires, et sa diminution dans les affections anémiques.

M. Félix Boudet a prouvé dans le sang l'existence de la cholestérine et de la séroline.

M. Denis avait isolé du sang deux matières grasses que MM. Lecanu et Boudet nous ont appris à mieux connaître.

M. Figuier a proposé dernièrement un nouveau procédé pour l'analyse du sang, et a déterminé la constitution chimique des globules sanguins.

ÉTUDE CHIMIQUE DU SANG NORMAL.

Le sang de l'homme est un liquide rouge, d'une pesanteur spécifique de 1,0527 à 1,057 ; sa saveur est salée, sa réaction alcaline : il répand une odeur particulière.

Avant d'examiner dans tous leurs détails les éléments qui entrent dans la composition du sang, il est nécessaire de donner une idée exacte des rapports d'équilibre que présentent entre eux ces éléments et d'expliquer le mode particulier d'arrangement qu'ils affectent dans ce liquide.

Cet aperçu général de la constitution mécanique pour ainsi dire du sang, aura l'avantage, en fixant les idées, de nous donner, dores et déjà, l'idée générale la plus exacte suivant laquelle il convient de se représenter le sang, et elle servira à expliquer les phénomènes essentiels qui caractérisent ce liquide et le distinguent de toutes les autres matières de l'économie.

On ne peut mieux caractériser le sang d'une manière générale qu'en disant que c'est un liquide aqueux, tenant en dissolution de l'albumine et des sels, en demi-dissolution de la fibrine, et en suspension certains corps particuliers appelés globules du sang.

Cette constitution du liquide sanguin nous rend compte immédiatement du phénomène remarquable qui doit tout d'abord arrêter l'attention quand on s'occupe d'étude sur le sang : je veux parler du phénomène de sa coagulation.

La coagulation du sang est produite en effet par la seule circonstance de la précipitation de la fibrine. Cette matière, dissoute dans le sang à l'état de vie, se sépare du liquide en devenant insoluble dans le sang mort. Cette fibrine, en se précipitant au sein d'un liquide tenant en suspension les globules sanguins, enveloppe ceux-ci dans les mailles de cette espèce de réseau et les entraîne avec lui. Tel est le mécanisme réel de la coagulation. Le caillot retient les globules du sang et la fibrine ; le liquide aqueux qui surnage renferme toutes les substances solubles.

Mais, quelle est la circonstance qui détermine cette précipation de la fibrine? D'où vient que, liquide dans les vaisseaux, elle prend l'aspect solide dès qu'elle se trouve en dehors du corps de l'animal? Il faut convenir que nous sommes encore bien peu avancés sous ce rapport. On démontre par expérience que ni la chaleur que le sang présente en état de circulation, ni son agitation dans les vaisseaux, ni la présence de l'oxygène de l'air, ne peuvent rendre compte de ce phénomène remarquable : en effet, chauffé à la température du corps de l'homme, le sang ne se coagule que plus vite ; agité hors des vaisseaux, maintenu dans le vide, il n'en subit pas moins sa modification ordinaire. Nous sommes donc obligés d'admettre qu'il y a dans ce phénomène quelque chose d'éminemment vital, et que, par une influence inconnue, le sang est maintenu fluide à l'état de vie, et qu'il laisse précipiter sa fibrine et ses globules quand la vie l'abandonne.

On a fait quelques objections à cette manière de considérer le fait ; il n'est pas inutile de les rapporter.

On a fait remarquer qu'il suffit d'une très-faible quantité de carbonate de soude ou d'ammoniaque pour empêcher la coagulation du sang ; que dans un assez grand nombre de maladies le sang reste fluide après la mort, et qu'il en est de même pour les animaux frappés d'une décharge électrique ou qui succombent à l'action de certains poisons.

On a dit aussi que cet état de dissolution de la fibrine n'était point sans analogie dans la nature. Ainsi, l'amidon affecte avec l'eau un état de dissolution assez analogue à la fibrine, puisque, quand ses dissolutions aqueuses vieillissent, l'amidon s'en sépare, et qu'il suffit de l'addition d'un sel soluble ou de l'exposition au froid pour déterminer sa précipitation ; de même le bleu de Prusse, naturellement tout à fait insoluble dans l'eau, peut s'y dissoudre en apparence et passer à travers les filtres quand on ajoute un peu de prussiate de potasse. Mais au bout d'un temps assez long, le sel insoluble finit par se précipiter.

Il est évident que ces objections, tout en faisant comprendre la manière dont la séparation de la fibrine peut s'effectuer dans le sang hors

2

des vaisseaux, ne détruisent point l'opinion avancée à cet égard. Il reste en effet à trouver quelle est la cause qui provoque cette séparation de la fibrine; à expliquer pourquoi cette précipitation qui se fait après la mort ne s'effectue pas pendant la vie. Cette cause est manifestement vitale.

Pour ce qui est de la non-coagulation du sang additionné de matières alcalines, on verra bientôt que le phénomène s'explique sans peine, puisque les alcalis dissolvent les globules sanguins, et que la coagulation ne peut dès lors être que très-faible, ou même nulle, puisque la matière qui la produit est entrée en dissolution. La fibrine peut seule se précipiter, et sa proportion dans le sang est si faible qu'il est tout naturel qu'elle ne forme plus alors caillot.

Pour introduire quelque clarté dans l'exposition des matières nombreuses qui font partie du sang, il n'y a rien de mieux que d'utiliser cette analyse naturelle qui s'effectue spontanément dans le sang, c'est-à-dire que d'étudier à part la composition chimique du caillot et du sérum.

Caillot. — D'après l'analyse très-exacte de M. Lecanu, 1000 parties de sang liquide fournissent 130 parties de caillot sec. Le caillot, comme on l'a vu, consiste uniquement dans le mélange de la fibrine et des globules : pour 3 parties de fibrine il y a 127 parties de globules.

Fibrine. — La fibrine du sang de l'homme n'a été étudiée qu'à l'état de coagulation.

On se procure la fibrine coagulée en fouettant du sang au moment où l'on vient de l'extraire de la veine ou en malaxant le caillot dans de l'eau, il faut la laver dans l'eau jusqu'à ce qu'elle ne rougisse plus ce liquide. On obtient alors une substance blanche que l'on fait dessécher, et qui est inodore, insipide, insoluble dans l'eau froide aussi bien que dans l'eau chaude.

La fibrine a cela de commun avec l'hématosine, l'albumine coagulée et la caséine, que l'eau n'en peut point extraire de gélatine par l'ébullition ; elle se distingue de ces matières par ce caractère singulier qu'elle décompose l'eau oxygénée par simple contact, en donnant lieu à un dégagement d'oxygène, accompagné de formation d'eau, sans qu'elle-même subisse aucun changement.

La fibrine se comporte de différentes manières avec les acides et les alcalis. Dans les acides concentrés ; elle se gonfle et devient un corps insoluble doué de propriétés acides ; dans les acides étendus, au contraire, elle se resserre sur elle-même et produit une combinaison neutre soluble.

M. Caventou a vu que, quand on mettait la fibrine en contact avec de l'acide chlorhydrique concentré à froid, et qu'on laissait la liqueur exposée, pendant 24 heures, à une température de 18 à 20 degrés, elle prenait une belle couleur bleue, ce qui n'arrive point avec la gélatine; mais cela a lieu également pour l'albumine, la caséine et le mucus.

On sait, d'après la célèbre expérience de Muller, que la fibrine est à l'état de dissolution dans le sang. Il a réussi en effet à séparer les globules de la fibrine en filtrant du sang de grenouille étendu d'une dissolution de sulfate de soude. Les globules sont restés sur le filtre, et la fibrine s'est coagulée dans le liquide filtré.

Globules. — Ces organes microscopiques, que l'on trouve dans le sang de tous les animaux à sang rouge, affectent la forme de disques circulaires, ou mieux, lenticulaires de $\frac{1}{150}$ à $\frac{1}{125}$ de milllimètre. Ils présentent une tache ou un point obscur en leur centre, si on les considère chez l'homme.

Les globules sanguins sont solubles dans l'ammoniaque et les alcalis, dans l'acide acétique; l'eau les dissout en partie. Le sucre, les dissolutions de sel marin et de sulfate de soude, opèrent au contraire leur conservation.

La composition chimique des globules sanguins a donné lieu à beaucoup de discussions.

Je ne rapporterai pas les différentes opinions qui ont régné à cet égard dans la science, depuis la découverte de Lewenoeck. Je rappellerai seulement, que jusqu'à l'expérience de Muller, tous les chimistes admettaient que la fibrine qui existe dans le sang, entrait tout entière dans la composition des globules; l'expérience de Muller démontra que la fibrine du sang se trouve en dissolution dans le sérum, et qu'on peut priver le liquide de toute la fibrine qu'il contient, sans altérer en aucune manière les globules eux-mêmes. Dès lors, l'existence de la fibrine ne fut plus admise dans les globules. Remarquons, toutefois, que

M. Lecanu, dans ses études chimiques sur le sang, loin d'avoir abandonné cette opinion, s'efforçait encore de prouver, en 1837, que toute la fibrine du sang fait partie des globules.

Depuis cette époque, les opinions ont beaucoup varié sur la composition chimique des globules sanguins.

M. Donné, après avoir adopté différentes idées à cet égard, a considéré les globules comme une vésicule de nature albumineuse, enveloppant une substance demi-liquide, qui n'est autre chose que l'hématosine.

Suivant M. Figuier, les globules du sang contiendraient au moins trois substances : 1° de l'albumine; 2° de l'hématosine ou matière colorante du sang ; 3° une petite quantité de fibrine.

On prouve, dans les globules du sang, l'existence de l'albumine, en montrant que ces globules isolés sur un filtre, à l'aide du sulfate de soude, et redissous dans l'eau, se coagulent complétement, quand on porte le liquide à l'ébullition.

On y démontre la présence de l'hématosine, en traitant les globules isolés par le sulfate de soude, à l'aide de l'alcool ammoniacal, qui se colore en rouge foncé, et qui abandonne, par l'évaporation, la matière colorante rouge ferrifère.

Enfin on prouve dans les globules du sang l'existence d'une petite quantité de fibrine parfaitement indépendante de la fibrine du sérum, de la manière suivante. On bat le sang d'une saignée pour en retirer toute la fibrine, et on le passe à travers un linge. On isole ensuite les globules sur un filtre à l'aide du sulfate de soude. Les globules restés sur le filtre sont alors redissous dans l'eau, et la liqueur rouge qui en résulte après 24 heures de repos, laisse déposer des flocons rougeâtres en petite quantité qui, lavés sous un filet d'eau ont les caractères de la fibrine. Cette expérience réussit tres-bien avec du sang de grenouille

Nous avons déjà parlé de la fibrine, l'albumine sera considérée plus bas; en conséquence nous n'avons à nous occuper ici que de la matière colorante des globules.

Matière colorante. — On a proposé successivement pour désigner la matière colorante rouge du sang, les noms d'hémocroïne, de phœnodine, de zoohématine, de globuline, etc. M. Lecanu l'a décidément appelée hématosine, et aujourd'hui elle est généralement connue sous ce nom. On doit à M. Lecanu l'étude complète de l'hématosine; aussi emprunterai-je tout ce que je vais en dire à son excellent travail.

Avant d'étudier ses propriétés, nous allons d'abord donner la description du procédé à l'aide duquel on peut l'obtenir à l'état de pureté.

« Pour obtenir la matière colorante du sang, dit M. Lecanu, je verse » goutte à goutte dans du sang d'homme privé de fibrine, de l'acide » sulfurique, jusqu'à ce que le mélange que l'addition de l'acide colore » en brun, se prenne en masse; je délaye le magma dans l'alcool, uni- » quement pour lui faire éprouver une sorte de retrait qui permette de le » comprimer; je l'enferme dans un linge à tissu serré, et je l'y comprime » de manière à faire écouler, avec l'alcool de lavage, toute l'eau primiti- » vement contenue dans le sang. Le résidu, de couleur brune, est détaché » du linge, divisé et traité par l'alcool bouillant, en ayant soin d'aciduler » légèrement les dernières liqueurs, jusqu'à ce que l'alcool cesse de se » colorer. De là : 1° un abondant résidu blanc, 2° des solutions alcooliques » acides d'un brun rougeâtre, chargées, entre autres substances, du » principe colorant rouge.

» Ces solutions alcooliques sont abandonnées à elles-mêmes, filtrées » après leur entier refroidissement qui détermine la séparation d'un léger » dépôt albumineux, sur-saturées par l'ammoniaque, filtrées de nouveau » pour isoler la majeure partie du sulfate d'ammoniaque formé et quelque » peu encore d'albumine, enfin distillées jusqu'à siccité. Le résidu de cette » distillation essentiellement formé de matière colorante, de matières » salines, extractives et grasses, est successivement épuisé par l'eau, l'al- » cool et l'éther, de toutes ses parties solubles dans ces trois véhicules, » repris par l'alcool contenant environ cinq pour cent d'ammoniaque » liquide. L'on filtre pour la troisième fois, l'on distille ou l'on évapore » les solutions, et le nouveau résidu lavé à l'eau distillée, puis séché, » constitue la matière colorante pure. »

M. Figuier a proposé, pour obtenir la matière colorante du sang, un procédé plus simple; il consiste à recueillir sur un filtre les globules du sang en ajoutant au sang deux fois son volume d'une dissolution de sulfate de soude concentré. Les globules ainsi isolés sont traités à froid ou à chaud par l'alcool ammoniacal qui se charge de toute la matière colorante. La liqueur évaporée à siccité laisse pour résidu la matière colorante qu'il suffit de laver à l'eau bouillante pour l'avoir pure.

Cette matière, inodore, insipide, solide, de couleur brune et d'un éclat métallique, est susceptible d'être conservée pendant un temps considérable sans se putréfier. Elle est complétement insoluble dans l'eau ; l'alcool faible, l'alcool concentré, l'éther sulfurique, l'éther acétique et l'huile essentielle de térébenthine, ne la dissolvent ni à froid ni à chaud. L'eau, l'alcool et l'éther acétique, chargés d'une très-petite quantité d'ammoniaque, la dissolvent facilement. L'alcool acidulé par l'acide sulfurique ou hydrochlorique la dissout également en se colorant en brun pour redevenir rouge de sang par la saturation de l'acide.

L'alcool à 36°, et mieux encore l'alcool à 22°, la dissolvent à la faveur du sulfate de soude.

L'eau précipite l'hématosine de ses dissolutions alcooliques acides; elle ne la précipite pas de sa dissolution alcoolique.

Le chlore la décompose et la détruit ; il en est de même du fluide électrique et de la plupart des poisons.

Les sels alcalins ou terreux la font passer de la couleur brune métallique au rouge écarlate.

L'acide sulfurique concentré ne la dissout pas. Il l'altère profondément, lui enlève du fer et la convertit presque en totalité en une matière noire, ferrifère, insoluble dans l'alcool ammoniacal et dans l'alcool sulfurique.

L'acide sulfurique à 6° ne la dissout également pas; mais il lui enlève aussi du fer, et il la convertit partiellement en une matière nouvelle, soluble dans l'alcool et dans l'éther qu'elle colore en rougeâtre, et de laquelle beaucoup de fer peut se séparer par la calcination et l'incinération.

L'acide chlorhydrique concentré agit, à très-peu près, sur elle, comme l'acide sulfurique faible. L'acide nitrique concentré la dissout, en se colorant en brun et en l'altérant profondément, même à froid. A chaud, la matière organique est bientôt complétement détruite. Le résidu de l'opération étendu d'eau, et la solution qui en résulte sur-saturée par l'ammoniaque qui en précipite des flocons rougeâtres, puis filtrée, ne trouble nullement la dissolution de nitrate de baryte. D'un autre côté, en dissolvant les flocons rouges ferrifères dans l'acide chlorhydrique pur, évaporant la dissolution jusqu'à siccité, pour chasser le grand excès d'acide, l'étendant d'eau distillée et ensuite l'additionnant d'hydrosulfate d'ammoniaque en excès, on obtient, après filtration, une liqueur qui, saturée à son tour par l'acide nitrique, afin de décomposer l'excès d'hydrosulfate, ne donne, par le nitrate de baryte, aucun indice d'acide sulfurique, ni d'acide phosphorique, après la saturation de l'acide par l'ammoniaque. Triturée avec deux fois son poids de nitre, puis projetée dans un creuset en platine rouge feu, elle se décompose. Le produit de la déflagration repris par l'eau distillée s'y dissout, à l'exception d'un léger résidu ferrugineux. La solution aqueuse, légèrement sur-saturée par l'acide nitrique qui en dégage des vapeurs rutilantes provenant de l'incomplète décomposition du nitrate, n'est pas troublée par le nitrate de baryte, et elle ne l'est pas davantage, lorsque, après l'avoir additionnée de nitrate, on l'additionne d'ammoniaque en excès. Ces deux expériences prouvent que ni le soufre ni le phosphore, ne font partie des éléments de l'hématosine. Distillée en vase clos, elle se décompose sans se fondre, répand l'odeur ordinaire des matières animales qui subissent la décomposition ignée; elle dégage des vapeurs susceptibles de ramener au bleu le papier rouge de tournesol humide, et elle produit une huile empyreumatique rouge, déjà signalée par Vauquelin. Enfin, elle laisse pour résidu un charbon brillant et peu volumineux.

Par l'incinération de ce charbon, on obtient des cendres d'un rouge colchotar. Ces cendres, traitées par l'eau, ne lui communiquent pas la propriété de ramener au bleu le papier de tournesol rougi par un acide; elles laissent un résidu rougeâtre, soluble dans l'acide chlorhydrique pur qu'elles colorent en jaune. La dissolution acide précipite en bleu par le prussiate ferrugineux de potasse, en noir par l'hydrosulfate d'ammoniaque et la noix de galle. (Lecanu.)

Dans quatre expériences différentes, M. Lecanu a pu extraire dix parties de peroxyde de fer, représentant sept pour un de fer métallique, de cent parties d'hématosine retirée du sang de femme de 28 et 83 ans, et de deux jeunes gens de 29 ans. Ces expériences démontrent que le peroxyde de fer existe en proportion constante dans l'hématosine, circonstance qui doit faire croire à l'homogénéité de cette substance.

La présence du fer dans l'hématosine ne pouvant être reconnue que lorsque celle-ci est détruite, M. Lecanu croit, avec M. Berzélius, que le fer existe dans le sang à l'état métallique, qu'il constitue un de ses éléments, de même que le phosphore, aussi bien que l'oxygène, l'hydrogène et le carbone, constitue un des éléments de la matière grasse du cerveau.

Entre autres propriétés remarquables, l'hématosine possède celle de passer, de sa couleur noire naturelle, en un beau rouge écarlate, sous l'influence des substances salines : ce qui explique la coloration en noir d'un caillot sanguin, privé de son sérum.

Sérum. — Le sérum est un liquide alcalin, incolore ou légèrement jaunâtre, visqueux, et d'une densité représentée par 1,102. La proportion très-forte d'albumine qu'il renferme, fait ressembler le sérum au blanc d'œuf, pour toutes ses propriétés. La chaleur, les acides nitrique et sulfurique, le tannin, le sublimé corrosif, y déterminent des précipités.

Nous allons passer rapidement en revue les trois éléments du sérum : l'albumine, les matières grasses et les sels.

Albumine. — Quand on a évaporé le sérum jusqu'à siccité, qu'on a traité le résidu par l'eau et l'alcool, ce qui reste représente l'albumine du sang, impure sans doute, puisqu'on n'est jamais parvenu à l'extraire des liquides animaux dans un état de pureté parfaite. Aussi la science ne peut-elle fournir que des données très-vagues sur sa nature. Cela s'explique facilement, quand on connaît avec quelle facilité l'albumine se coagule et devient insoluble sous l'influence de la chaleur, de l'alcool et de plusieurs autres réactifs. L'albumine du sang ne diffère du reste aucunement de celle que l'on rencontre dans les autres liquides animaux.

Séroline. — M. Félix Boudet a donné ce nom à une substance grasse qu'il a obtenue, en faisant bouillir du sérum desséché dans de l'alcool. Cette substance est solide, blanche, et légèrement nacrée; vue au microscope, elle semble formée de filaments renflés de distance en distance, par de petits globules blancs et opaques, qui leur donnent l'apparence de chapelets.

Elle fond à une chaleur de 36 degrés, n'a aucune action sur les papiers réactifs. De même que la cholestérine, elle a la propriété de rougir au contact de l'acide sulfurique.

L'eau ne la dissout pas ; ainsi que l'alcool froid, l'alcool bouillant en dissout des traces, tandis que l'éther sulfurique la dissout facilement, même à froid.

Les acides acétique et chlorhydrique ne lui font éprouver aucune altération apparente, ni à froid, ni à chaud.

Ces propriétés suffisent pour caractériser la séroline, et la distinguer des autres principes immédiats.

M. Boudet a en outre prouvé l'existence de la cholestérine dans le sang, ainsi qu'une autre substance qu'il désigne par le nom de savon alcalin.

M. Lecanu a démontré que le sang renferme des acides gras, qu'il a reconnus être les acides margarique et oléique. Ce chimiste fait remarquer que la présence dans le sang de ces deux acides, rapprochée de ce que MM. Chevreul et Braconnot nous ont appris de leur existence dans la bile, est curieuse en cela, qu'elle tend à prouver que plus on étudie la composition chimique du sang, et plus on est tenté de partager l'idée des anciens philosophes, qui le supposaient contenir, tout formés, les nombreux principes immédiats animaux.

Sels. — Les sels qui existent dans le sang sont : l'hydrochlorate de soude, de potasse, d'ammoniaque, le sulfate de potasse, le carbonate de soude, de chaux, de magnésie, le phosphate de soude, de chaux, de magnésie, le lactate de soude. Nous n'aurons aucune remarque particulière à faire sur les matières salines qui existent en dissolution dans le sérum. Les sels contenus dans le sang proviennent des aliments, et sont destinés à disparaître de l'économie, par la voie de la sécrétion urinaire. Cependant le lactate de soude, qui représente le tiers de la totalité des substances salines, paraît jouer dans la respiration un rôle fondamental.

Le sang en circulation dans les vaisseaux présente encore certains

corps que la distribution de son étude ne m'a pas permis d'indiquer. Je veux parler de quelques gaz qui existent en dissolution dans ce liquide. On conçoit que le sang, se trouvant en contact continuel avec l'air, certains gaz doivent en effet s'y mêler facilement.

Les chimistes ont assez longtemps discuté l'existence des gaz dans le sang. La cause des différences d'opinion à cet égard était due à l'imperfection des procédés employés. En effet, la viscosité du sang empêche les gaz d'en être chassés facilement, soit par l'ébullition, soit par l'exposition dans le vide. Tous les liquides visqueux se comportent de la même manière, et un gaz dissous dans l'huile ne s'en échappe qu'avec une extrême lenteur, par l'action du calorique, et par celle du vide. Mais si au lieu d'employer ces moyens, on chasse les gaz dissous dans ces liquides, par un courant continu d'un autre gaz, on arrive sans peine au résultat. Ainsi, dans le sang, faites passer du gaz hydrogène, et vous en retirerez un mélange formé d'oxygène, d'acide carbonique et d'azote. Si on faisait usage d'acide carbonique, on reconnaîtrait la présence de l'oxygène et de l'azote.

On a trouvé ainsi que le sang veineux contient pour 100 volumes de liquide, 7 volumes d'acide carbonique, 1 vol. d'oxygène, 1 vol. d'azote; le sang artériel renferme 3 volumes au lieu d'un de gaz oxygène.

Il reste, pour terminer l'histoire du sang pris dans l'état normal, à étudier la manière dont ce liquide se comporte quand il est mis en contact avec les divers corps.

Parlons d'abord de l'action des gaz sur le sang. Il est certains gaz qui n'exercent sur lui aucune action manifeste, bien qu'ils en présentent une assez énergique sur l'économie. Tels sont les gaz azote et son protoxyde, l'acide carbonique, l'hydrogène carboné et surtout l'oxyde de carbone. Ces gaz en contact avec le sang déplacent simplement ceux qui y sont naturellement dissous, tandis que respirés à l'état de vie, ces gaz déterminent la mort, soit qu'ayant chassé l'oxygène ils rendent la respiration impossible et déterminent l'asphyxie, soit qu'ils impressionnent le système nerveux en vertu de leur nature toxique.

Les gaz qui exercent une action chimique proprement dite peuvent être distingués en gaz acides et alcalins.

Les gaz un peu énergiquement acides, comme l'acide chlorhydrique et l'acide sulfureux, coagulent le sang en le noircissant. L'hydrogène sulfuré est détruit par lui; le soufre et l'hydrogène paraissent brûlés. Cette action s'accompagne du dégagement d'une odeur particulière et désagréable que l'on remarque dans le sang d'individus morts d'affections putrides.

Les gaz alcalins, c'est-à-dire l'ammoniaque, agissent en maintenant la fluidité du sang.

Le chlore le coagule puis le décolore en formant du chlorure de fer.

Les réactifs liquides exercent sur le sang une action très-digne d'être connue.

Les acides très-concentrés coagulent le sang en agissant sur l'albumine et la fibrine, de telle sorte que le liquide filtre clair en retenant seulement le lactate de soude et quelques sels. Mais les acides moins énergiques ou plus dilués, comme le vinaigre, l'acide phosphorique à trois atomes d'eau rendent le sang fluide en dissolvant les globules. Le sang filtre alors plus rapidement qu'à l'ordinaire. On remarquera comme application de ce fait, que dans les hémorragies, il est désavantageux de tamponner avec des linges imbibés de vinaigre; ce liquide agit, il est vrai, en crispant les vaisseaux qui donnent issue au sang, mais si le vaisseau offre un calibre un peu fort, il ne pourra se resserrer sous l'influence de ce liquide, qui empêchera au contraire la fin de l'hémorragie, en dissolvant les caillots qui se forment à l'orifice du vaisseau.

Les alcalis étendus empêchent la coagulation du sang par suite de la dissolution des globules.

L'alcool, le tannin, la créosote coagulent le sang en agissant à la fois sur l'albumine du sérum et celle des globules. Ces matières que l'on a employées comme hémostatiques doivent être par conséquent très-efficaces pour atteindre ce but.

L'eau se comporte avec le sang d'une manière particulière; elle dissout la matière colorante des globules, et pénétrant dans leur intérieur, elle les distend et les modifie de manière à les altérer complétement; aussi est-il de la plus haute importance, toutes les fois que l'on étudie le sang, d'éviter son mélange avec l'eau. Toutes les divergences qui ont régné si longtemps entre les micrographes, sur les dimensions des globules, sur leurs formes diverses chez les animaux, tenaient uniquement à ce que les observateurs étaient dans l'usage d'étendre avec un peu d'eau les gouttes de sang soumises au microscope

Si au lieu d'employer l'eau pure on se sert de dissolutions de certaines matières neutres, comme le sucre, le sulfate de soude, le carbonate de soude, le sel marin, on opère au contraire la conservation des globules et l'on empêche le sang de se coaguler.

La composition chimique du sang étant ainsi établie, examinons le procédé qui convient pour effectuer l'analyse exacte de ce liquide.

Tous les procédés qui ont été successivement employés pour l'analyse du sang se rapprochent plus ou moins de celui de MM. Dumas et Prévost. Je me bornerai donc à décrire succinctement celui-ci, pour m'étendre davantage sur un nouveau procédé que M. Figuier a proposé dernièrement.

MM. Dumas et Prévost ont remarqué que, par suite de l'absorption aqueuse effectuée par les veines dans le cours même d'une saignée, la proportion d'eau n'est pas la même dans les premières et dans les dernières portions du jet liquide. Le sang recueilli en dernier lieu est manifestement plus aqueux que celui qui s'écoule au début de la saignée ; c'est pour se mettre à l'abri de l'erreur qui serait commise, si l'on s'adressait au liquide fourni par une période quelconque de l'écoulement, que MM. Dumas et Prévost reçoivent le sang en le divisant en deux parties, comme il va être dit.

On se procure deux vases de même capacité et pouvant contenir chacun environ 180 grammes de liquide ; puis on les marque d'un trait qui divise leur contenu en deux parties bien égales. Dans l'un, que j'appellerai le vase A, on fait arriver le premier et le quatrième quart de la saignée ; dans l'autre, le vase B, on reçoit la deuxième et la troisième partie du jet.

Les deux moitiés de la saignée recueillie auront évidemment la même composition, sous le rapport de la quantité d'eau, quelle que soit l'influence de la durée de l'écoulement.

Le liquide contenu dans le vase B est battu à l'aide d'un petit fouet d'osier ; la fibrine se sépare et vient adhérer aux brins du balai ; on la recueille, on la lave avec soin, on la dessèche et on la pèse en cet état.

Le sang contenu dans le vase A est abandonné à la coagulation spontanée : quand le coagulum s'est bien formé, on le sépare du sérum. On pèse le caillot humide ; on le dessèche, on le pèse de nouveau desséché ; le sérum est évaporée à siccité et l'on pèse le résidu.

Ces diverses opérations fournissent tous les éléments du sang, si on les interprète comme il suit :

1° L'eau est représentée par la différence entre le poids du sang liquide et le poids des matériaux solides fournis par l'évaporation du caillot et du sérum ;

2° La fibrine fournie directement par l'opération du battage.

3° Les matières fixes du sérum par la différence entre le poids du sérum liquide et celui du sérum desséché;

4° Les globules par la différence entre le poids du caillot sec et la quantité de fibrine déjà trouvée. Il faut seulement remarquer, que le caillot retenant du sérum liquide interposé, on doit tenir compte de la quantité de matières fixes abandonnées par ce sérum que renferme le caillot desséché. Cette distraction est facile, puisque l'on sait combien un poids connu de sérum évaporé laisse de résidu.

5° Enfin, la proportion relative des matériaux organiques et des matériaux inorganiques du sérum est reconnue par l'opération suivante : On calcine le résidu sec laissé par le sérum ; la matière organique est détruite par l'action du feu, et la différence entre le poids du résidu et celui des cendres laissées par la calcination, indique la proportion relative des matériaux organiques et des sels minéraux.

Dans les analyses de M. Andral, on a appelé albumine les matériaux organiques du sérum; l'albumine représente, en effet, presque uniquement les matières organiques contenues dans ce liquide.

Ce procédé présente quelques inconvénients qui peuvent en rendre l'application difficile et peut-être quelquefois fautive. En effet, les globules du sang sont dosés indirectement ; l'albumine du sérum est confondue avec les matériaux salins minéraux et les produits organiques. On suppose que le liquide qui baigne le caillot est identique au sérum, hypothèse que semblent renverser quelques observations récentes (1). Enfin une assez grande quantité de sang et d'ailleurs la totalité du sang de la saignée sont nécessaires à l'analyse.

Le procédé qu'a proposé tout récemment M. Figuier, permet d'éviter ces inconvénients. Tous les éléments du sang sont isolés et déterminés par des pesées directes. On obtient à part la fibrine, les globules, l'albumine, l'eau et les sels. Il n'exige pour son exécution qu'une faible quantité de liquide, puisqu'il suffit de 100 à 200 grammes de sang pour effectuer l'analyse. Par conséquent on pourra soumettre le reste du sang à d'autres observations et rechercher, ce que l'on ne pouvait faire par l'ancien procédé, si les altérations chimiques qui se produisent dans ce liquide sous l'influence des maladies, ne se trahiraient pas par l'apparition de substances nouvelles, ou bien par une modification survenue dans la nature de ses éléments habituels. Ces diverses circonstances permettent d'espérer de son emploi des résultats avantageux.

Voici la description de ce procédé d'analyse.

A sa sortie de la veine le sang est battu comme dans le procédé de M. Dumas, pour en retirer la fibrine. La fibrine se sépare et vient adhérer aux brins du balai. On passe le liquide à travers un linge fin et serré pour séparer la portion de fibrine qui n'adhère pas au balai. Cette fibrine, lavée dans un courant d'eau, ensuite séchée à l'eau bouillante, est pesée après l'avoir traitée, si l'on veut, par l'éther, pour enlever un peu de matière grasse. En prenant le poids du sang total de la saignée

(1) M. Dumas, ayant eu à sa disposition un sang contenant de la graisse à l'état de liberté, a observé que ce sang, une fois caillé, tou e la matière grasse existait dans le sérum, sans que le caillot en eût retenu. Par conséquent, on ne peut pas considérer comme identique le sérum et le liquide qui baigne le caillot. Dans le cas observé, on aurait dû en effet retrouver la matiè.e grasse existant dans le liquide qui baigne le caillot, comme elle existait dans le sérum. M. Dumas faisait remarquer lui-même que c'était là une objection sérieuse contre l'exactitude de son procédé. Leçons orales, 1845.)

qui a donné cette quantité de fibrine, on a le rapport de la fibrine aux autres éléments du sang.

Pour doser les globules, on met à profit ce fait observé par MM. Lecanu et Berzélius, savoir : que le sang mêlé d'une dissolution de sulfate de soude et jeté sur un filtre, abandonne ses globules sur le filtre. M. Figuier a trouvé qu'en employant une dissolution de sulfate de soude marquant 18 à 20° à l'aréomètre de Beaumé, et en prenant deux volumes de cette dissolution pour un volume de sang, les globules restent tout entiers sur le filtre, et le sérum passe à peine coloré.

On prend donc 90 à 100 grammes de sang défibriné, on l'étend avec deux fois son volume de la dissolution précédente et on le jette sur un filtre. Le sérum traverse le papier, et les globules restent à sa surface sous la forme d'un enduit rouge de la consistance du miel.

Pour enlever aux globules restés sur le filtre le sulfate de soude dont ils sont imprégnés, on ne peut pas laver simplement le filtre avec de l'eau, car celle-ci dissoudrait immédiatement les globules. Mais une propriété particulière aux globules a permis de surmonter heureusement cette difficulté. Quand on les plonge dans l'eau bouillante, les globules se coagulent en entier comme l'albumine, et toute la masse se concrète sans céder à l'eau de matière organique soluble. Il n'y a donc qu'à mettre le filtre contenant les globules dans de l'eau bouillante. Les globules se concrètent : le sulfate de soude reste dissous. Il n'y a plus qu'à les laver, les sécher et les peser.

Ajoutons que les globules restés sur le filtre retenant encore, outre le sulfate de soude, un peu de sérum, il est essentiel de les en débarrasser, car l'albumine de cette petite quantité de sérum se coagulerait en même temps que les globules dans le traitement par l'eau bouillante. Pour les débarrasser de ce sérum, M. Figuier verse simplement dans le filtre même contenant les globules de la dissolution de sulfate de soude, de manière à le remplir. Le sérum se dissout dans cette liqueur, et, chose singulière, ne touche pas aux globules qui se trouvent appliqués et comme collés contre le papier, presque à la manière d'une matière grasse. On décante cette dissolution à l'aide d'une pipette, et, après avoir répété ce lavage deux ou trois fois, on a la certitude que la petite quantité de sérum qui avait dû rester adhérente aux globules a été enlevée.

On obtient l'albumine du sang en portant à l'ébullition, dans une capsule, le sérum filtré provenant de l'opération précédente; l'albumine se coagule, on la rassemble, et on la pèse après l'avoir lavée et séchée.

Enfin, pour déterminer la quantité d'eau contenue dans le sang, on prend 20 à 25 grammes de sang battu et on évapore à siccité au bain-marie. Le poids du résidu indique le rapport de l'eau et des éléments solides.

Les sels du sang sont représentés par la différence de poids entre les 100 grammes de sang employés dans l'analyse, et la somme trouvée directement de la fibrine, des globules, de l'albumine et de l'eau. Rien n'empêche, pour plus de sûreté et d'exactitude, et pour donner à l'analyse un contrôle certain, de déterminer directement les sels du sang sur le résidu de l'évaporation du sang qui a servi à déterminer l'eau. Il n'y a qu'à calciner, dans un creuset de porcelaine, ce résidu dont le poids est connu, et à peser les cendres laissées par la combustion.

Nous devons maintenant dire quelques mots de l'analyse médico-légale du sang.

Les chimistes et les médecins sont souvent requis par les tribunaux pour déterminer si des taches que l'on remarque sur des instruments en fer ou en acier, ou sur du linge, sont produites par du sang.

Les caractères que présentent ces taches peuvent se diviser en physiques, chimiques, microscopiques et organoleptiques.

Nous allons les étudier séparément.

Caractères physiques. — Si les taches de sang existent sur une lame de fer ou d'acier, elles sont tantôt d'un rouge clair, lorsqu'il n'y a qu'une petite quantité de sang, tantôt d'un rouge brun foncé, lorsque ce liquide a été déposé en plus grande quantité. Si, au contraire, les taches se trouvent sur du linge ou une étoffe quelconque, les caractères physiques sont beaucoup plus difficiles à constater, surtout si l'étoffe est colorée.

Caractères microscopiques. — Lorsque le sang est encore liquide, la présence des globules peut y être facilement démontrée; lorsqu'il est desséché, au contraire, il est rare qu'on puisse y distinguer les globules. Quelques micrographes, se fondant sur la différence que présentent les globules dans leur forme et leur volume, ont cru pouvoir reconnaître si les taches avaient été produites par du sang d'hommes, de mammifères ou d'oiseaux. Mais Ballif et quelques autres ont prouvé que la forme des globules du sang, détachés d'un linge, pouvait varier dans beaucoup de circonstances.

Caractères organoleptiques. — Le sang desséché en petite quantité n'a le plus souvent ni odeur ni saveur. Cependant M. Barruel a démontré qu'en traitant le sang par l'acide sulfurique, on peut reconnaître si ce sang appartient à un homme ou à une femme, s'il appartient à certains mammifères ou à certains oiseaux. En effet, le sang d'homme, traité par l'acide sulfurique, répand une odeur analogue à la sueur de l'homme; et généralement le sang de la plupart des animaux, traité de la même manière, exhale l'odeur propre qui les caractérise pendant leur vie. Dans une analyse médico-légale ce caractère peut être pris en considération.

Caractères chimiques. — M. Orfila a indiqué un moyen simple pour distinguer les taches de sang sur l'acier ou les vêtements. Si le sang a été répandu sur l'acier, on le fait chauffer jusqu'à 25 ou 30°, la tache de sang s'enlève par écailles, et laisse le métal presque net. On ramasse les écailles détachées, et on les chauffe dans un tube de verre soudé à l'une de ses extrémités. La masse répand alors l'odeur de l'huile empyreumatique animale, et si l'on introduit dans le tube un papier de tournesol rougi par un acide, il bleuit par l'ammoniaque qui se dégage. Un moyen plus sûr pour reconnaître les taches de sang est celui qui consiste à plonger l'acier où l'étoffe qui porte la tache dans de l'eau distillée.

La matière colorante et l'albumine se dissolvent peu à peu, en laissant la fibrine. Celle-ci reste adhérente au métal, et l'on peut ensuite la détacher en la grattant avec l'ongle. Le liquide se colore un peu à sa partie inférieure, et l'on voit se former au fond du vase une strie rouge. Après avoir partagé cette liqueur rouge en plusieurs portions, on l'essaye de la manière suivante : A l'une des portions, on ajoute un peu de chlore ; elle devient d'abord verte, puis incolore, ensuite opaline, et dépose des flocons blancs. On verse goutte à goutte de l'ammoniaque dans une autre portion, qui ne change point de teinte; mais si la couleur provenait de la cochenille, du bois de Brésil, du bois de Fernambouc, ou autres substances semblables, l'alcali la ferait passer au bleu. Dans une troisième portion, on instille de l'acide nitrique, qui produit un précipité gris-blanc. On fait tomber dans une quatrième, une goutte d'infusion de noix de galle, qui précipite les matières tenues en dissolution, sans changer leur couleur. Enfin, on fait chauffer une cinquième portion, jusqu'à ce qu'elle bouille; alors, elle se coagule, ou, si elle était trop étendue d'eau, au moins devient-elle opaline. Si l'acier se rouillait pendant l'expérience, et que l'hydrate de peroxyde de fer vînt à se mêler avec l'eau, on en débarrasserait celle-ci par la filtration. L'acide nitrique et l'infusion de noix de galle sont les réactifs qui décèlent les plus faibles traces d'albumine et de matière colorante dissoutes.

Si le sang a fait une tache sur une étoffe, la couche de sang desséché a une certaine épaisseur, et l'on peut en enlever des écailles; alors on agit comme précédemment. D'ailleurs, la tache offre tous les matériaux du sang, moins l'eau; on coupe donc l'étoffe tachée; on en plonge les morceaux dans de l'eau distillée; bientôt des stries descendent vers le fond du vase. Au bout de quelques heures, lorsque la matière colorante est dissoute, on trouve sur l'étoffe, la fibrine du sang, molle, grisâtre ou rosée, et s'enlevant facilement avec l'ongle : la liqueur colorée présente les caractères énoncés ci-dessus. On ne trouve pas de fibrine sur l'étoffe, quand le sang qui l'a imprégnée, a filtré à travers une autre étoffe : ainsi, en supposant que le sang ait coulé immédiatement sur la chemise, et qu'il ait été ensuite absorbé par l'habit, en traitant comme nous l'avons déjà dit, la tache de ce dernier vêtement, on ne pourra pas y décéler la présence de la fibrine.

M. Persoz a proposé l'emploi de l'acide hypochloreux, pour reconnaître les taches de sang.

Il a remarqué, en effet, que la plupart des taches de sang, minces ou épaisses, faites sur des linges ou sur du fer, disparaissent entièrement par un séjour un peu prolongé dans cet acide.

M. Orfila, se fondant sur ce que certaines couleurs végétales, unies à un corps gras, sont également décolorées par cet acide, en conclut que l'acide hypochloreux ne peut suffire à caractériser une tache de sang. Il peut cependant être employé avec avantage, comme moyen accessoire.

Les taches de sang peuvent être confondues avec d'autres taches : ce sont celles de citrate de fer, de rouille, de diverses matières colorantes; et enfin celle d'albumine, plus ou moins colorée.

Le citrate de fer présente des taches d'un brun rougeâtre, qu'on pourrait facilement confondre avec celles du sang. On les en distingue à ce que ce sel soluble dans l'eau, la colore en jaune; lorsqu'on chauffe l'acier sur lequel il s'est formé, la tache s'écaille, et le métal reste blanc. Si on chauffe dans un tube les écailles, on obtient un produit volatil acide. L'acide chlorhydrique dissout la tache sans laisser de trace, et le chlorhydrate de fer obtenu, colore en jaune l'eau distillée dans laquelle on plonge la lame. Cette liqueur, soumise aux réactifs, offre du reste tous les caractères d'un sel de fer en dissolution.

La couleur des taches de rouille ne diffère des précédentes, qu'en ce qu'elle est moins rouge jaunâtre (jaune d'ocre ou orange). Soumise à une température de 25°, la lame ne s'écaille pas; chauffée dans un tube, elle laisse dégager de l'ammoniaque en très-faible proportion, et n'exhale pas l'odeur empyreumatique particulière aux taches de sang. L'acide chlorhydrique dissout la tache, et la dissolution offre tous les caractères des sels de fer. La rouille, quoique insoluble dans l'eau, y reste en suspension et la colore; mais, en filtrant, la liqueur passe incolore, et, après quelques instants de repos, elle ne présente aucun caractère des sels de fer.

Les taches de différentes substances colorantes offrent diverses teintes qui les rapprochent de celles du sang, mais la dissolution ne présente aucun des caractères des dissolutions précédentes; l'ammoniaque, par exemple, altère ces teintes d'une manière toute particulière; ainsi, nous avons vu qu'elle faisait passer au bleu la couleur provenant de la cochenille, du bois de Brésil, etc.

L'albumine, jointe aux matières colorantes, offre la plus grande analogie avec le sang. Si on mêlait, par exemple, une dissolution d'alizarine (matière colorante de la garance) avec de l'albumine ou du sérum, les taches produites par cette liqueur pourraient alors ressembler à celles qui ont été formées par du sang absorbé, ou sans fibrine; mais cette dissolution rouge est facile à distinguer de la matière colorante du sang, puisque les acides colorent en jaune l'alizarine, et que les alcalis la font virer au violet.

ÉTUDE CHIMIQUE DU SANG DANS L'ETAT PATHOLOGIQUE.

Pour procéder avec méthode à cette étude générale, nous rapporterons les remarques que nous devons présenter sous ce rapport à deux chefs principaux établis d'après la composition naturelle du sang, c'est-à-dire : 1° aux matières dissoutes dans le sang, 2° aux matières tenues en suspension dans ce liquide.

Altération des matières dissoutes.

Les substances en dissolution dans le sang sont, comme on le sait, la fibrine, l'albumine et les sels.

Fibrine. — La proportion normale de la fibrine, dans le sang de l'homme, est représentée par 0,003 de la masse totale du liquide. Cette quantité varie très-notablement dans les cas pathologiques, et ces variations sont susceptibles de présenter, comme on va le voir, un assez haut degré d'intérêt.

M. Lecanu a constaté le premier que la proportion de fibrine augmentait très-sensiblement durant les maladies de nature inflammatoire, et s'abaissait au contraire dans les affections asthéniques. Les recherches de MM. Andral et Gavarret ont établi ce fait de la manière la plus certaine, et les résultats obtenus par ces expérimentateurs ont acquis un tel caractère de généralité et de certitude, que M. Andral n'hésite pas à regarder aujourd'hui l'augmentation de la fibrine du sang comme un caractère pathognomonique suffisant de l'existence d'un état inflammatoire; et de plus, dans tous les cas, l'augmentation de la quantité de fibrine est en rapport direct, d'après le même observateur, avec l'étendue et l'intensité du travail phlegmasique. Entrons dans quelques détails à ce sujet.

Relativement aux variations en plus ou en moins que la fibrine peut offrir, M. Andral a distingué deux grandes classes de maladies. Dans la première, il range les maladies dans lesquelles la quantité de fibrine se trouve augmentée dans le sens absolu, c'est-à-dire sans que les globules s'abaissent en proportion. Dans la deuxième se rangent les maladies qui présentent un abaissement dans le chiffre de la fibrine, qui cependant n'est pas constant avec une augmentation du chiffre des globules.

Les maladies durant lesquelles la fibrine augmente dans le sang d'une manière très-notable, sont celles qui présentent les caractères certains de l'état inflammatoire : la pneumonie, le rhumatisme articulaire, la bronchite, la pleurésie, la péritonite, l'érysipèle, la cystite, l'amygdalite et l'inflammation des ganglions lymphatiques. Il est important de fixer ici les limites dans lesquelles cette augmentation de fibrine se maintient toujours. Sucdamore avait prétendu qu'elle pouvait dans ce cas s'élever du chiffre normal de 3 millièmes à celui de 14 millièmes ; mais M. Andral ne l'a jamais vue dépasser celui de 10 à 11 millièmes, et l'augmentation le plus souvent observée est celle de 7 à 8 millièmes.

Les maladies de la seconde classe, c'est-à-dire celles qui présentent un abaissement du chiffre de la fibrine avec la persistance ou l'augmentation de la richesse en globules, sont principalement toute la série des fièvres. Les fièvres continues, les fièvres intermittentes, les fièvres éruptives, la fièvre typhoïde ; enfin la variole et la rougeole. Ainsi, dans la fièvre typhoïde, la quantité ordinaire de fibrine est de 2 millièmes, et celle des globules la quantité à peu près normale. Dans la fièvre continue, la fibrine varie de 2 à 3 millièmes.

Il est essentiel de remarquer que ces altérations qui surviennent dans le rapport normal des principes constituants du sang disparaissent quand l'individu a recouvré la santé.

Nous reviendrons sur les considérations de cette espèce, à propos des altérations que les globules peuvent subir.

Il existe une autre circonstance d'une nature plus générale dans laquelle on trouve une variation sensible dans la quantité de fibrine faisant partie du sang. Quand un individu a été saigné une ou plusieurs fois, on remarque que peu d'instants après la saignée, la quantité de fibrine contenue dans son sang a sensiblement diminué; mais au bout de quelque temps le chiffre normal reparaît par suite de la production de fibrine nouvelle au sein de son organisme. Cette fibrine présente alors des caractères nouveaux et différant un peu de la fibrine ordinaire; cette substance de formation nouvelle, et qui paraît présenter encore les qualités d'une matière imparfaitement élaborée au point de vue physiologique, présente en effet l'aspect et les propriétés de la fibrine des jeunes animaux; elle est plus molle, moins tenace que la fibrine ordinaire retirée du sang, et surtout se dissout bien mieux qu'elle dans les liquides qui peuvent s'en charger, comme le nitrate de potasse.

Il n'est pas indifférent, avant de quitter ce qui a rapport à la fibrine dans les cas pathologiques, d'expliquer en quelques mots ce que l'on nomme la couenne.

Les circonstances qui donnent lieu à la production de ce corps ont été en effet le sujet de nombreuses discussions. Nous devons donc nous efforcer d'établir clairement ici l'opinion qu'il est utile de se former sur cette question.

La couenne, souvent appelée couenne inflammatoire, est cette membrane consistante et jaunâtre qui dans certains cas vient recouvrir le sang de la saignée après la coagulation. On a souvent avancé que la production d'une couenne sur le sang était un indice à peu près sûr de l'existence d'une inflammation. Nous allons voir ce qu'il faut penser d'une semblable assertion.

Je rappellerai d'abord ce fait bien connu que la production de la couenne dépend singulièrement des conditions dans lesquelles le sang est extrait de la veine et reçu dans les vases. Un sang qui coule goutte à goutte de la veine ne fournit jamais de couenne; au contraire, s'il sort en un jet rapide et par une large ouverture, il peut être couenneux. Dans un vase étroit et long, la couenne se forme avec une grande facilité; elle est à peine sensible si le vase est large et aplati.

Le mécanisme d'après lequel la couenne se produit va nous rendre raison de ces faits et nous donner le moyen de deviner sans peine les causes de sa formation dans les circonstances où elle est observée.

La couenne n'est autre chose que de la fibrine décolorée, c'est-à-dire débarrassée des globules rouges du sang. Elle diffère seulement du caillot par cette privation des globules. Sa production est due à ce que la précipitation de la fibrine se trouvant retardée, les globules ont le temps de gagner le fond du vase, à cause de leur poids spécifique, avant que la fibrine, en se concrétant au sein du liquide, ne se trouve entraînée et enchevêtrée avec eux. La preuve que la production de la couenne est due à un simple retard survenu dans le temps de la coagulation du sang, c'est qu'un sang qui se coagule en trois ou quatre minutes n'est jamais couenneux, tandis que celui qui emploie douze à quinze minutes peut toujours le devenir. On sait que les maladies dans lesquelles apparaît presque toujours la couenne, sont : la pneumonie et le rhumatisme. Or les individus atteints de ces maladies sont ordinairement d'une constitution robuste et d'une énergie vitale prononcée. Chez les sujets placés dans ces conditions, le sang emploie toujours un temps assez long à se coaguler, comme si la vie n'abandonnait qu'avec difficulté leur sang fortement empreint des facultés vitales de l'organisme. On comprend dès lors que le retard dans la coagulation est la cause de la formation couenneuse. Dans les affections asthéniques et dans la fièvre typhoïde surtout, le sang n'offre jamais de couenne. Il est facile de se convaincre qu'il est en effet très-promptement coagulé. On conçoit d'après cela l'espèce d'influence que la forme des vases peut exercer sur ce phénomène Une couenne sera aisément produite dans un vase allongé, parce que les globules se précipitent plus vite que dans un vase d'une forme large. La conclusion de ce qui précède est facile à tirer : la production de la couenne est due à une circonstance purement physique, la lenteur du refroidissement du sang. Or cette circonstance, indépendamment de la forme des vases, pouvant être déterminée dans le sang par une foule de circonstances morbides impossibles à assigner, il n'est pas permis de soutenir que l'inflammation seule puisse provoquer la formation d'une couenne. On l'observe, en effet, dans un grand nombre de maladies de nature différente; ainsi le sang des chlorotiques offre souvent une couenne énorme.

Albumine. — Il y a peu de choses à connaître sous le rapport des altérations que l'albumine peut subir. Dans la maladie de Bright, l'albumine du sang se trouve très-notablement diminuée; elle semble disparaître par les urines. En même temps que l'albumine disparaît, le sérum du sang devient de moins en moins dense, l'albumine se trouvant remplacée par de l'eau. Le même phénomène se remarque d'ailleurs dans le sang d'individus saignés plusieurs fois de suite, l'albumine disparaît, l'eau vient la remplacer, et la densité du sérum diminue beaucoup.

On a proposé, d'après cela, de faire usage de l'aréomètre pour reconnaître, sans avoir recours à l'analyse, si le sang se dépouillait d'albumine. Mais cette détermination n'est pas exécutable; car, ainsi que M. Andral l'a remarqué, lorsque les globules s'abaissent, la densité du sérum diminue également; de telle sorte que l'aréomètre ne peut rien décéler quant à l'albumine; il indique seulement si le sang s'est appauvri dans ses éléments généraux.

Sels. — On a fait peu de recherches sur les modifications qui peuvent survenir dans la proportion des matières salines dissoutes dans le sérum. Cependant les expériences physiologiques peuvent éclaircir une partie de la question. On sait qu'il suffit d'un demi-millième de carbonate de soude pour empêcher la coagulation du sang, et l'on a remarqué en effet que les individus soumis pour des maladies de voies urinaires au traitement par les carbonates alcalins, possédaient un sang doué d'une fluidité extraordinaire. Il faut donc se tenir en garde contre cette circonstance fâcheuse; car un sang très-fluide s'extravase sans peine à travers les tissus, et il peut survenir des diarrhées sanguinolentes très-graves. Dans le cas où la non-coagulation du sang est observée, il se peut que la prédominance du carbonate de soude en soit devenue la cause principale.

Les modifications qui se présentent dans la partie liquide du sang peuvent provenir d'une autre cause que des variations dans la proportion normale de ses éléments constituants. On y rencontre souvent des substances étrangères à sa composition dans l'état de santé, et la présence de ces corps est alors l'indice de maladies particulières que leur présence sert à caractériser. On peut en effet rencontrer dans le sérum du sang diverses matières parmi lesquelles je signalerai le pus, le sucre, la bile, l'urée.

Le pus se rencontre dans le sérum du sang dans les cas divers de résorption de la matière purulente déposée dans certaines cavités naturelles ou pathologiquement créées. On reconnaît sans peine ce liquide à ce que le sang coagulé reste diffluent et noir. La partie supérieure du caillot se recouvre d'une couche plastique formée par l'agrégation du pus et de la substance du caillot. Dans le sérum on voit nager une matière qui en trouble la transparence et qui se dépose peu à peu à la surface du caillot. Ce liquide, examiné au microscope, fournit aisément la preuve de l'existence des globules purulents.

Le sucre se trouve en quantité très-appréciable dans le sérum des diabétiques. Pour l'y reconnaître, il faut examiner le sang peu de temps après le repas, afin que l'urine n'ait pas eu le temps de l'éliminer. C'est pour avoir négligé cette circonstance, que plusieurs chimistes avaient nié l'existence du sucre dans ce cas pathologique.

La bile existe dissoute dans le sérum du sang dans la maladie ictérique. Il suffit de verser de l'acide nitrique dans le sérum pour voir se former un précipité albumineux jaune qui entraîne avec lui les éléments de la bile et surtout la matière colorante. Plusieurs chimistes (Chevreul, Lecanu, Boudet) admettent que le sang ne renferme pas la bile toute formée, mais seulement sa matière colorante. Si l'analyse chimique n'a pu parvenir à isoler complétement tous les éléments de la bile dans le cas qui nous occupe, il faut le rapporter seulement aux difficultés extrêmes que laisse cette séparation et au manque réel de caractères précis pour reconnaître l'existence des principes bien définis de ce liquide. Il est impossible que la bile ne se trouve pas toute produite dans le sang. Provient-elle de la résorption du liquide dans la vésicule du fiel, ou bien s'est-elle formée au sein même du liquide sanguin? C'est une question qu'il est difficile de résoudre avec exactitude.

L'urée se trouvé dans le sang des individus atteints de la maladie de Bright. En même temps que l'albumine du sang disparaît par les urines, l'urée semble venir l'y remplacer. MM. Dumas et Prevost ont vu l'urée s'accumuler dans le sang, quand on extirpe les reins à un animal. Cette circonstance sur laquelle je n'appelle l'attention qu'en passant puisqu'elle ne se rapporte pas directement au sujet qui nous occupe, montre que l'urée ne se fabrique pas dans les reins; mais qu'elle est produite dans le sang et que les reins sont chargés seulement de la retirer de ce liquide.

Altérations des matières en suspension.

Les substances tenues en suspension dans le sang, constituent, comme on le sait, les globules. L'analyse chimique qui nous a servi à éclairer l'histoire des altérations pathologiques des matières dissoutes dans le sang, ne peut nous être ici que d'un faible secours; il faut recourir à l'intervention de cet instrument qui nous permet de reconnaître les modifications survenues dans la composition de ces petits organes; je veux parler du microscope.

Examinons d'abord les modifications qui arrivent dans la proportion normale des globules par le fait de la maladie.

Le sang d'un oiseau fournit un caillot qui occupe presque tout le volume du sang lui-même, celui d'un batracien présente au contraire un volume très-petit. L'homme, qui dans l'état de santé occupe une place intermédiaire à ces conditions extrêmes, peut les atteindre toutes les deux dans les cas de maladie. Voyons dans quelles circonstances se réalisent ces changements curieux.

Les globules du sang diminuent de proportion dans les circonstances qui caractérisent en général l'anémie. Ainsi par suite de fatigues excessives, de défaut d'aliments convenables ou en quantité insuffisante, on voit les globules diminuer. La chlorose, qui peut représenter le type de l'anémie est caractérisée par cet abaissement dans le chiffre des globules. Dans ces cas, du chiffre normal de 127 les globules peuvent s'abaisser moyennement au chiffre 50. Si, au milieu d'une maladie asthénique comme la chlorose, une complication inflammatoire vient à se déclarer, le chiffre de la fibrine augmente, mais celui des globules ne s'abaisse pas plus que dans le cours de l'affection principale.

Les globules peuvent aussi augmenter de proportion. C'est le cas des pyrexies que nous avons signalées déjà comme introduisant un abaissement dans la quantité de fibrine; ordinairement le chiffre atteint est 140 millièmes, comme dans la fièvre typhoïde et la fièvre continue.

Nous aurons peu de chose à dire sous le rapport des modifications que peut offrir au microscope la forme des globules sanguins. On a remarqué seulement que dans la chlorose, c'est-à-dire quand les globules diminuent de proportion, ils paraissent comme effacés, la matière colorante semble les abandonner : ils sont très-pâles, et on a de la peine à les apercevoir. Quand la santé revient, les globules, à mesure qu'ils remontent à leur chiffre primitif, reprennent leurs caractères optiques habituels.

Du reste, il faut le dire, la question des altérations microscopiques que le sang peut subir est encore à peine abordée. On a fait diverses tentatives dans ce sens, mais elles n'ont amené aucun résultat satisfaisant. Cela tient sans doute à la nature des moyens dont on s'est servi pour procéder à cette étude. Jusqu'ici, en effet, l'on a examiné au microscope le sang pris sur les cadavres, et dès lors on a forcément confondu les altérations qui surviennent naturellement dans les globules, par le fait de leur décomposition spontanée, avec les modifications introduites par la maladie. Il est essentiel au contraire d'examiner le sang pris sur l'individu malade, mais en état de vie. Comme les maladies dans lesquelles l'étude du sang offre le plus d'intérêt sont précisément celles où les individus sont le moins saignés (chlorose, phtisie, scorbut, etc.), on conçoit la grande utilité du microscope dans ces circonstances particulières. Tandis que l'analyse chimique exige des proportions assez considérables de sang pour s'exercer avec assurance, il suffit de quelques gouttes fournies par une piqûre que l'on pratique sans douleur au doigt du malade pour fournir au microscope tous les éléments qui lui sont nécessaires.

Aujourd'hui que nous possédons des instruments assez parfaits pour procéder à ces examens avec la plus grande facilité, il n'est plus permis de négliger l'emploi de ce moyen intéressant d'investigation.

Vu bon à imprimer.

BUSSY.

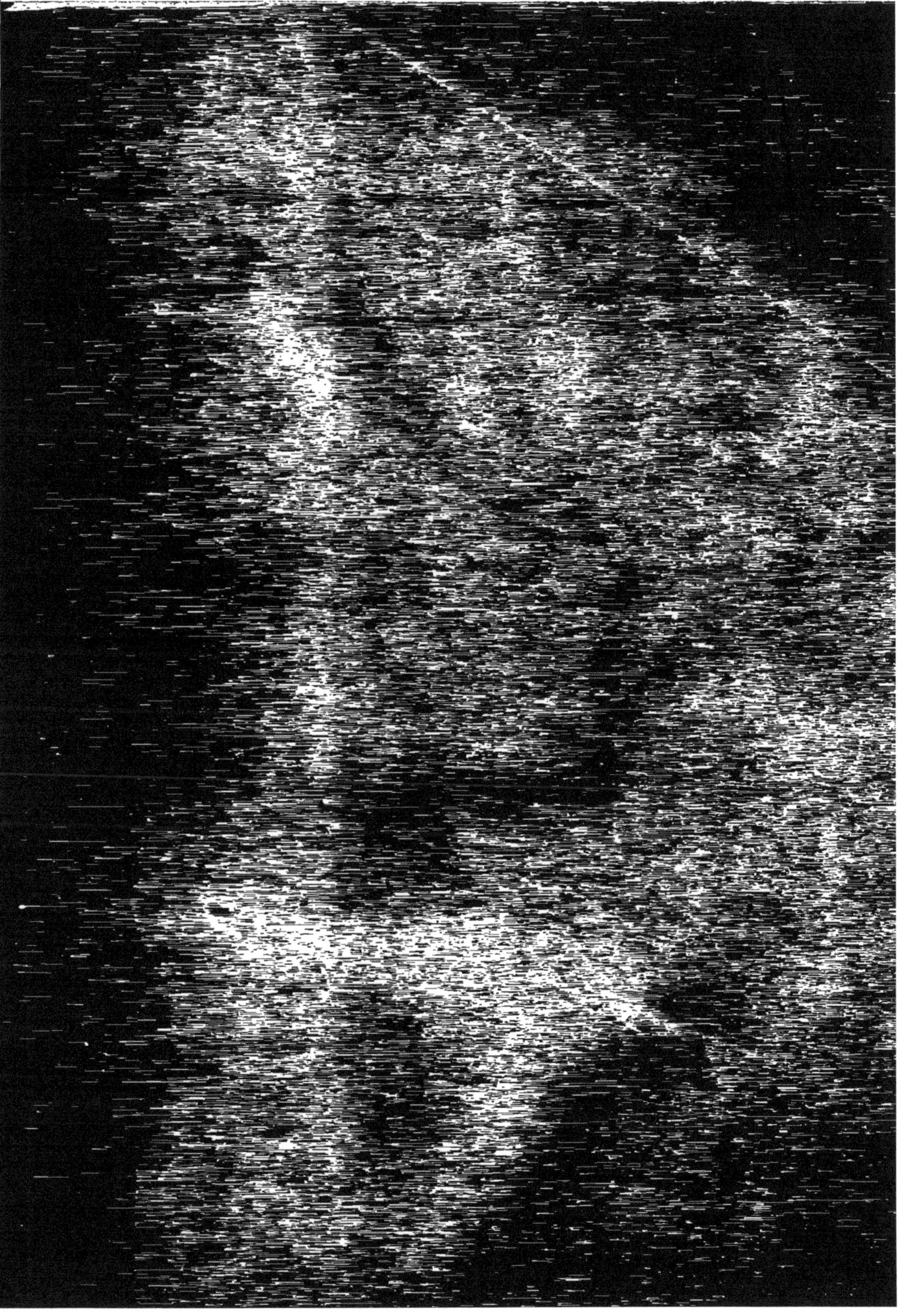

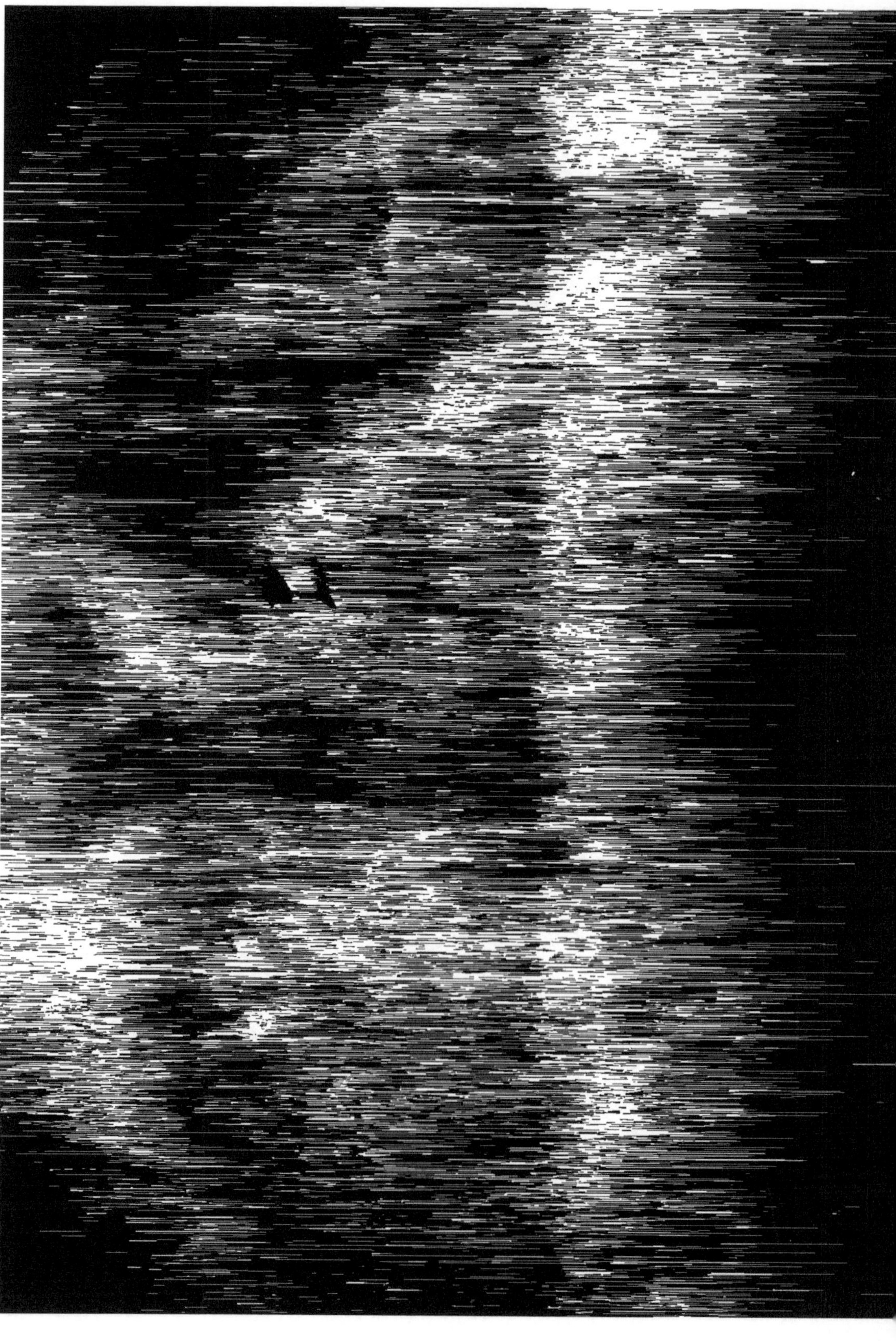

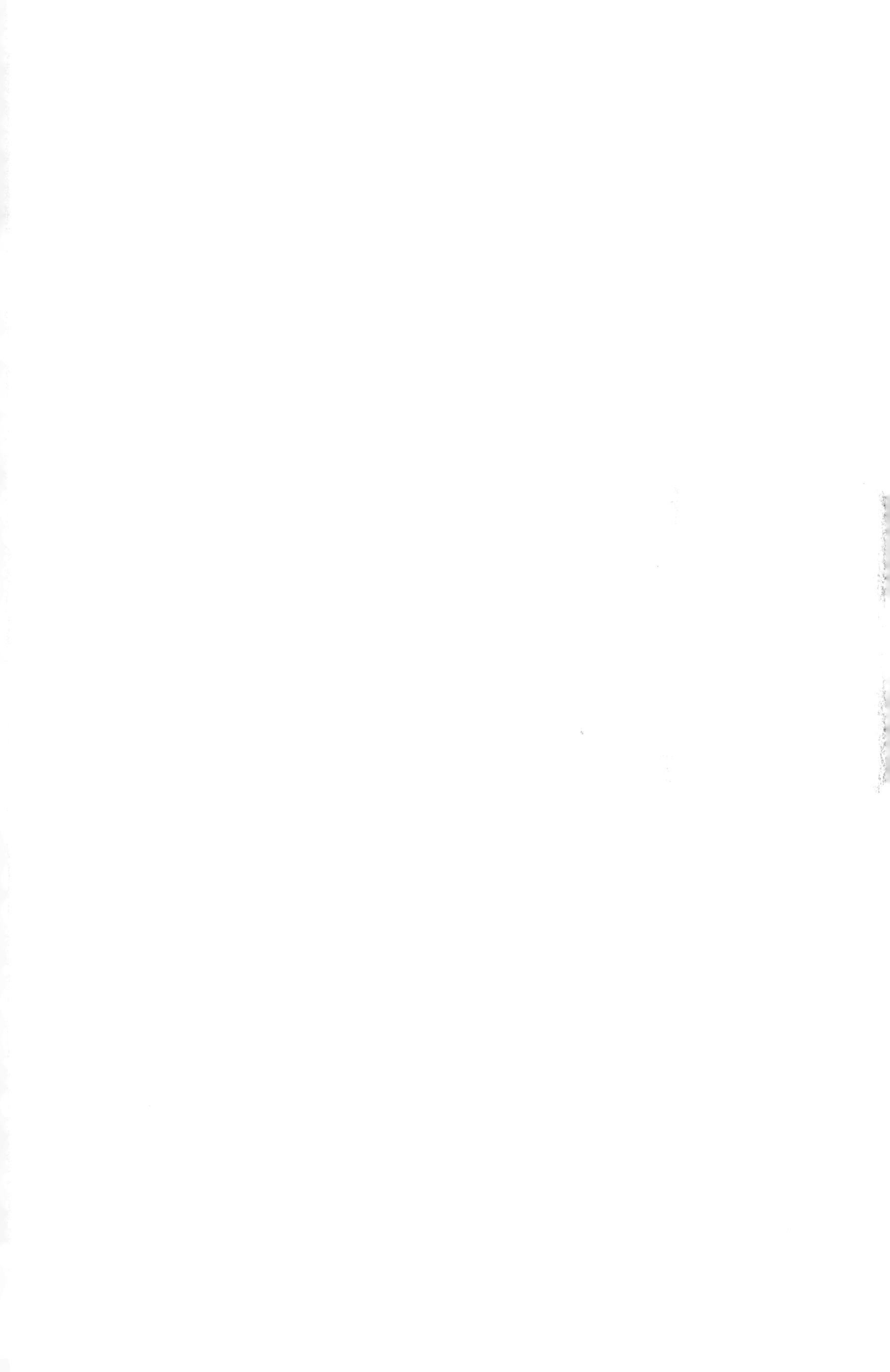

www.ingramcontent.com/pod-product-compliance
Ingram Content Group UK Ltd.
Pitfield, Milton Keynes, MK11 3LW, UK
UKHW021027200726
13857UKWH00004B/1628

9 782011 778154